현실감각 훈련   년   월   일   요일

오늘의 옷차림

오늘 내가 입은 옷을 모두 동그라미 해보세요.

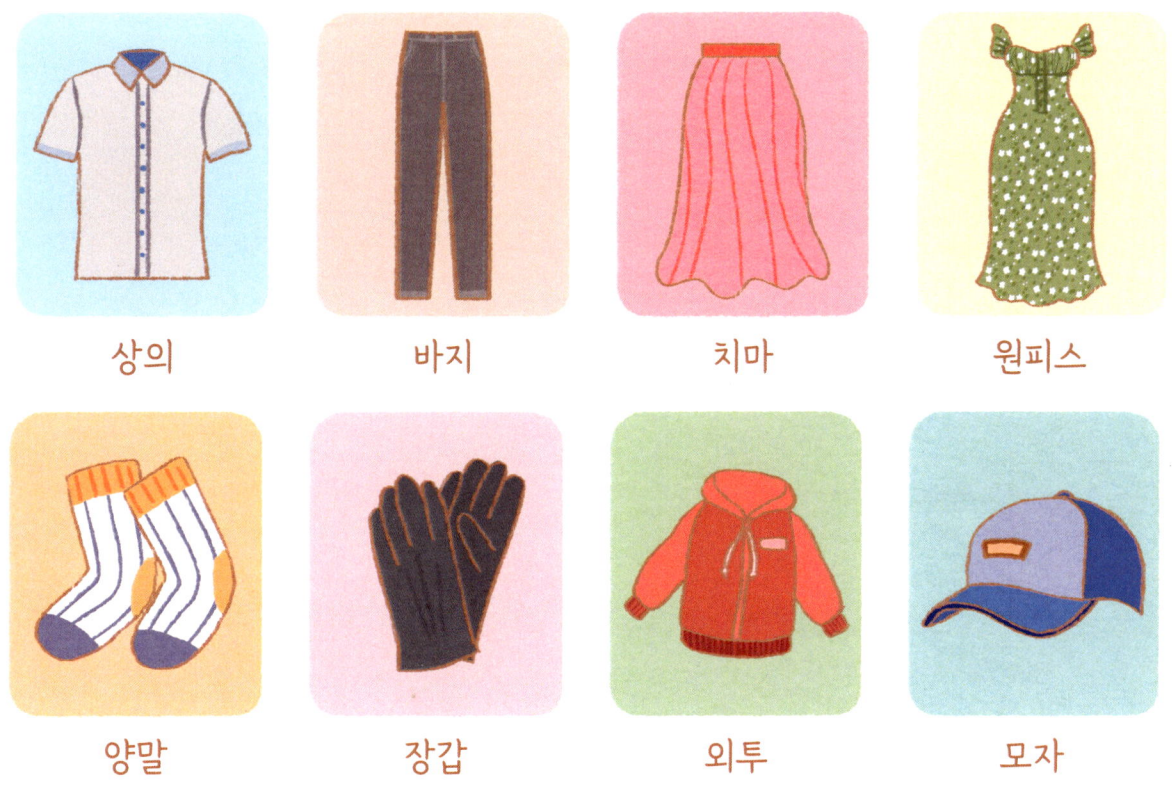

오늘의 옷차림에서 마음에 드는 점과 바꾸고 싶은 점을 적어보세요.

―――――――――――――――――――――――――

―――――――――――――――――――――――――

오늘 나의 옷차림에 대한 만족도만큼 하트를 칠해보세요.

언어력 훈련   년   월   일   요일

세계의 인사말

여러 국가의 인사말을 배워보세요.

미국
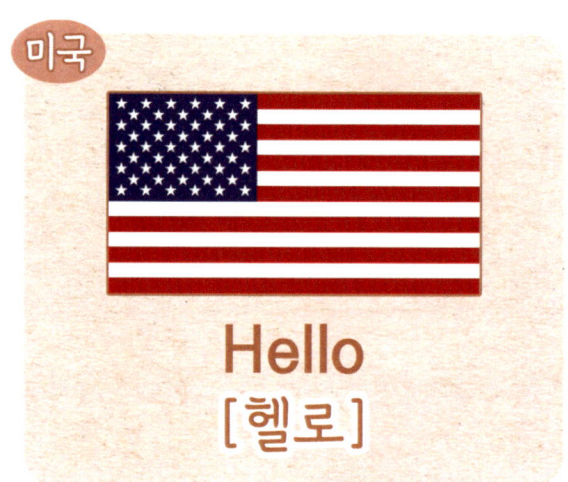
Hello
[헬로]

중국
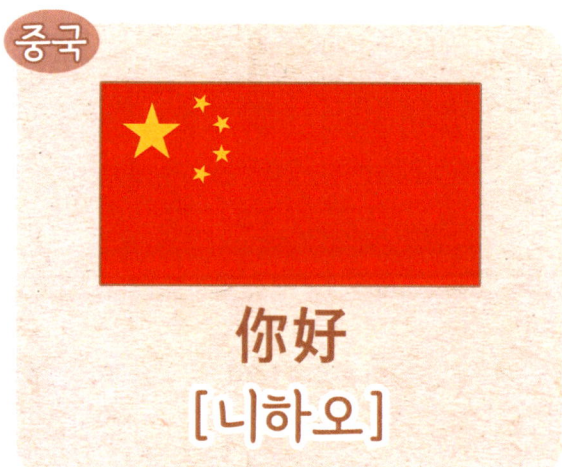
你好
[니하오]

일본
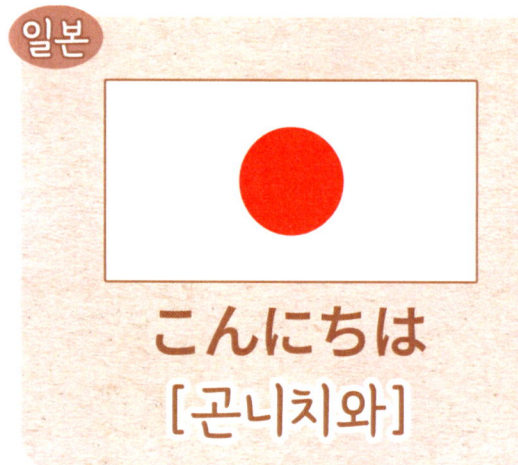
こんにちは
[곤니치와]

베트남
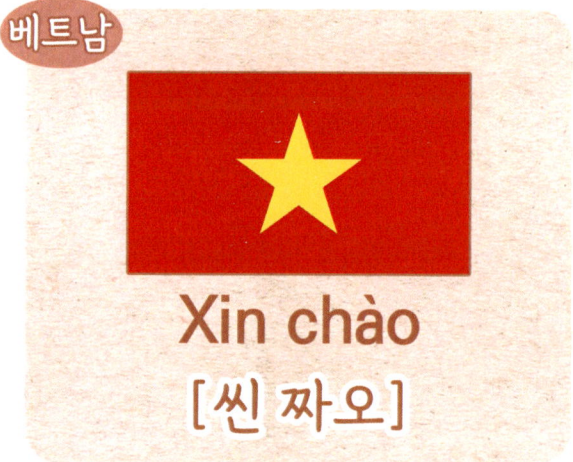
Xin chào
[씬 짜오]

멕시코
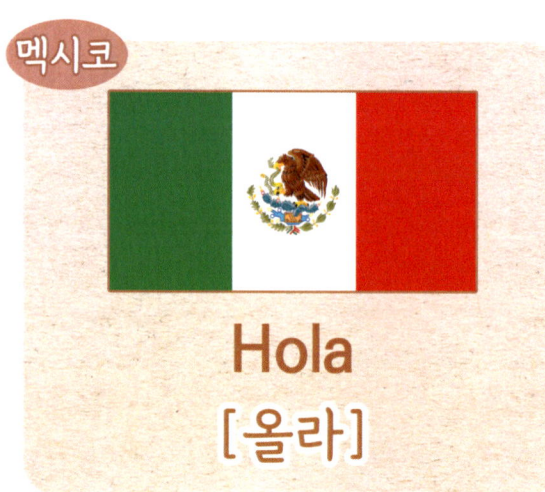
Hola
[올라]

인도
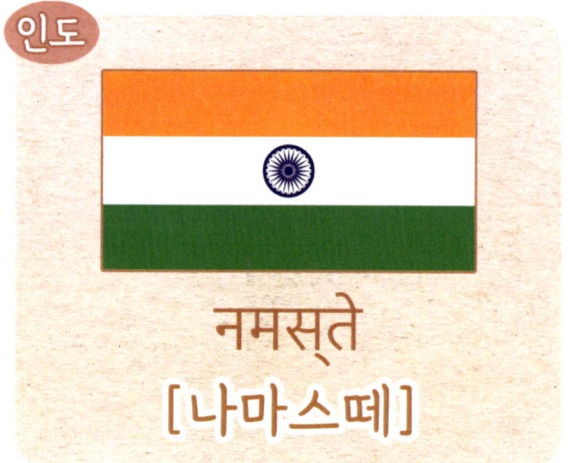
नमस्ते
[나마스떼]

잘린 그림 완성하기

그림을 완성하는 데 필요한 조각을 찾아 동그라미 해보세요.

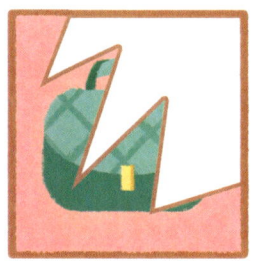 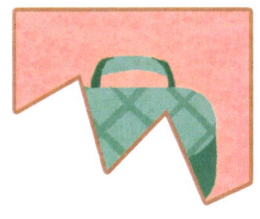 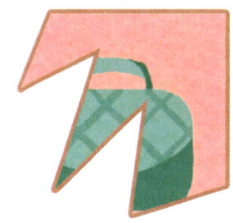 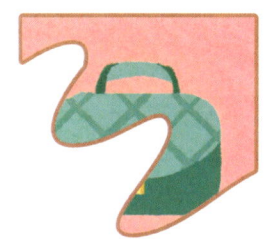

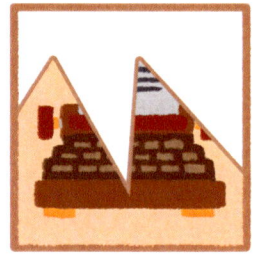 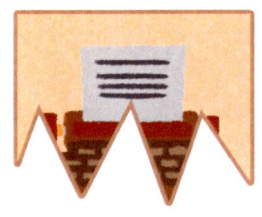 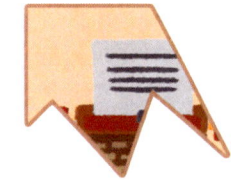 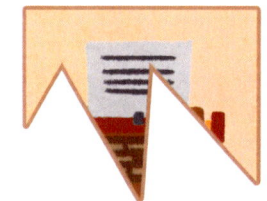

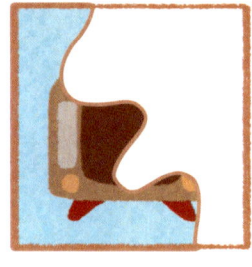 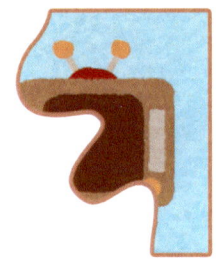 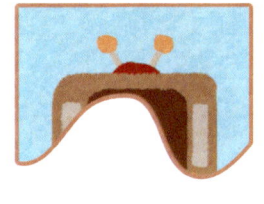 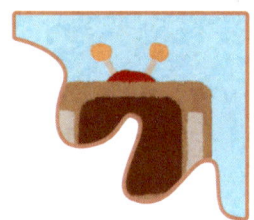

   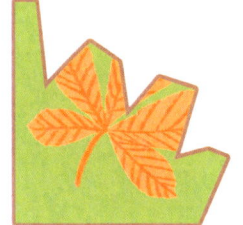

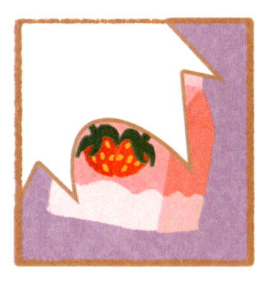 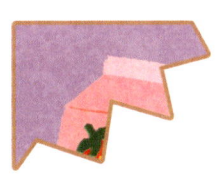 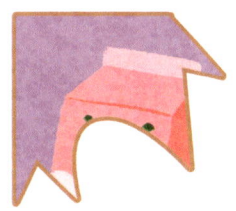 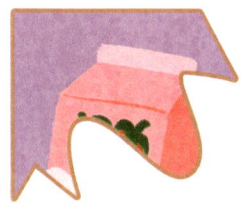

시지각력 훈련   년   월   일   요일

나무 꾸미기

원하는 색으로 나무를 꾸며보고, 나만의 나무를 완성해 보세요.

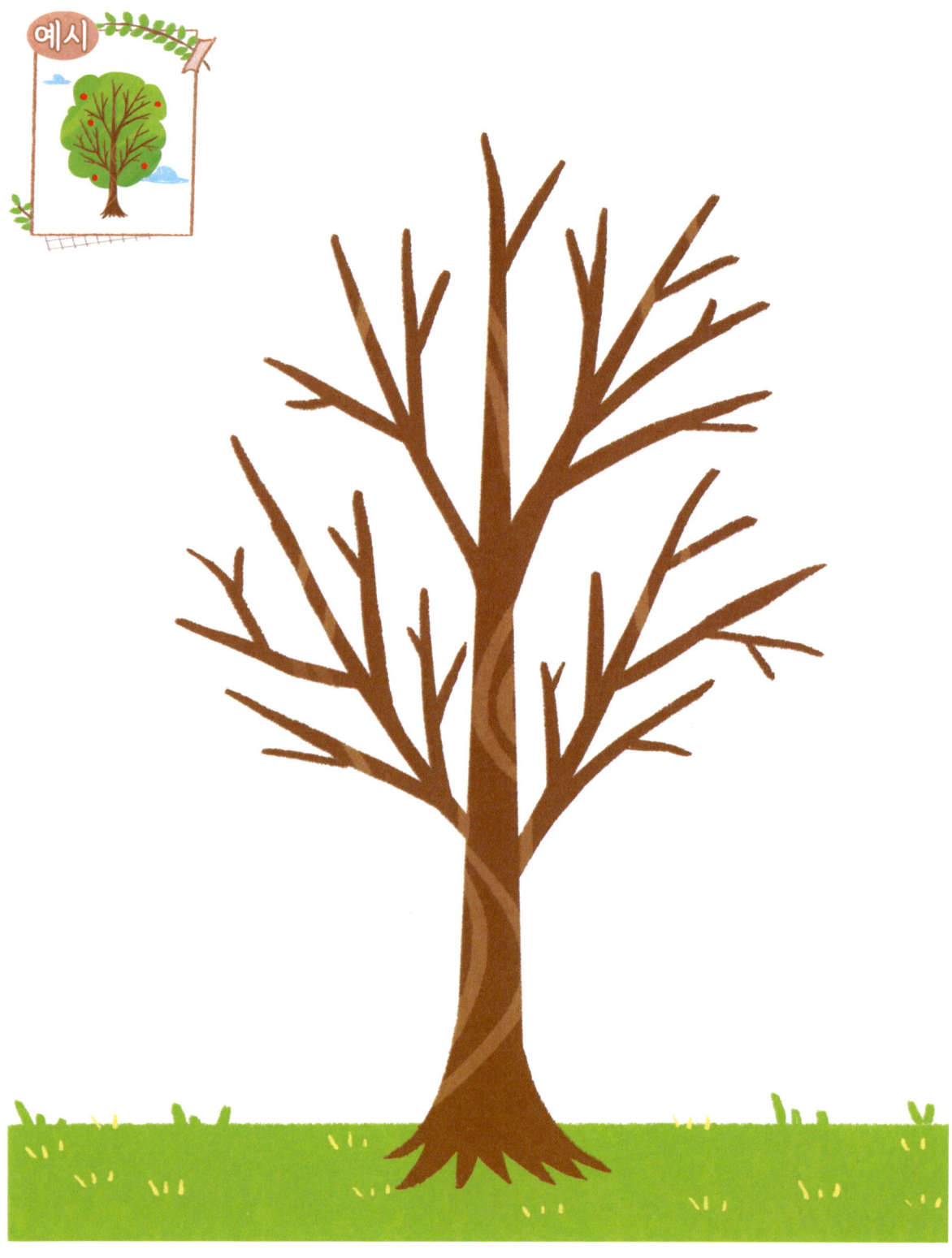

계산력 훈련   년   월   일   요일

수산 시장

문제를 읽고 빈칸에 답을 적어보세요.

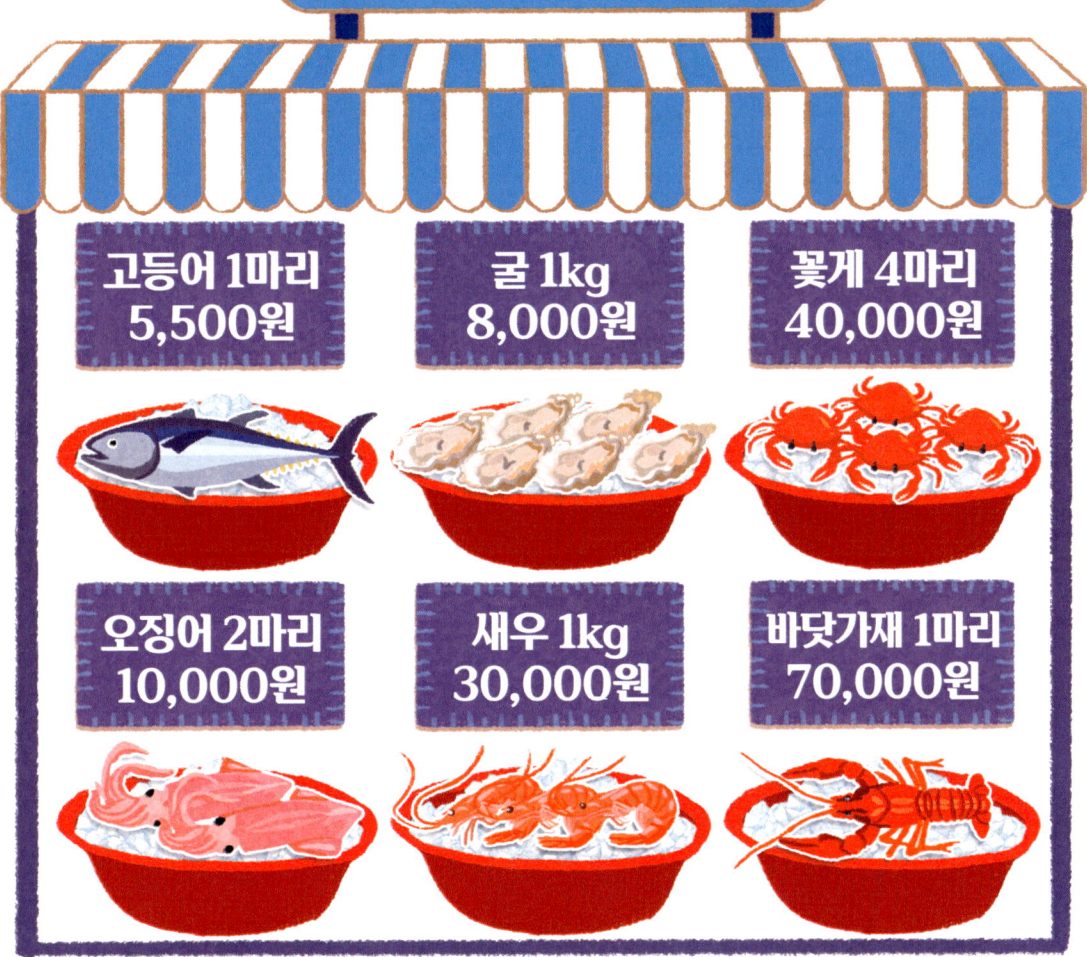

1. 가장 싼 것과 가장 비싼 것을 함께 사려면 총 얼마가 필요한가요?

   정답: _____

2. 꽃게 1마리는 얼마인가요?

   정답: _____

3. 오징어 4마리, 굴 2kg, 새우 1kg를 사려면 총 얼마가 필요한가요?

   정답: _____

겹쳐 있는 도형

<보기>에 있는 도형만 찾아 모두 동그라미 해보세요.

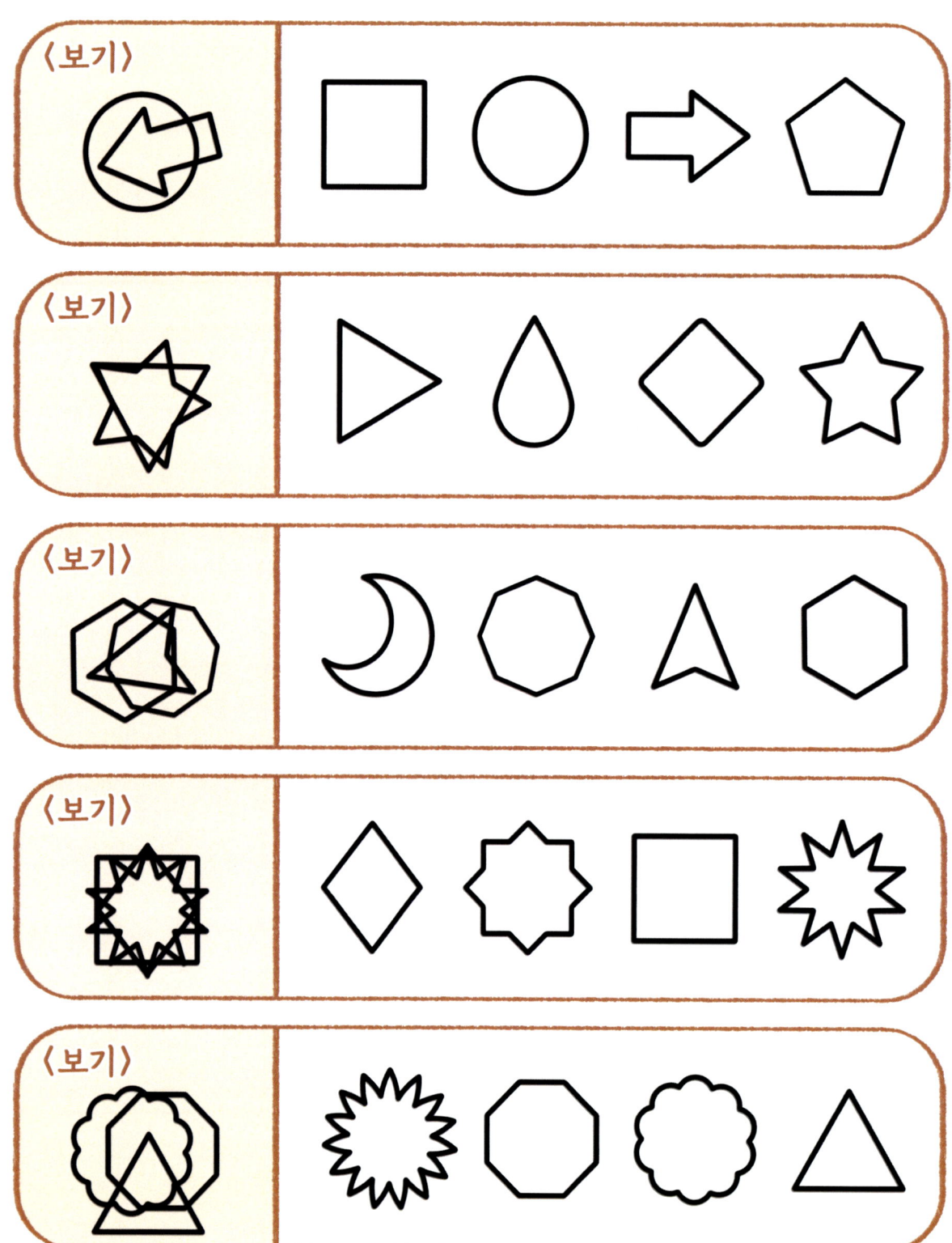

기억력 훈련

수족관 1

수족관의 풍경을 잘 기억하고, 다음 장으로 넘어가세요.

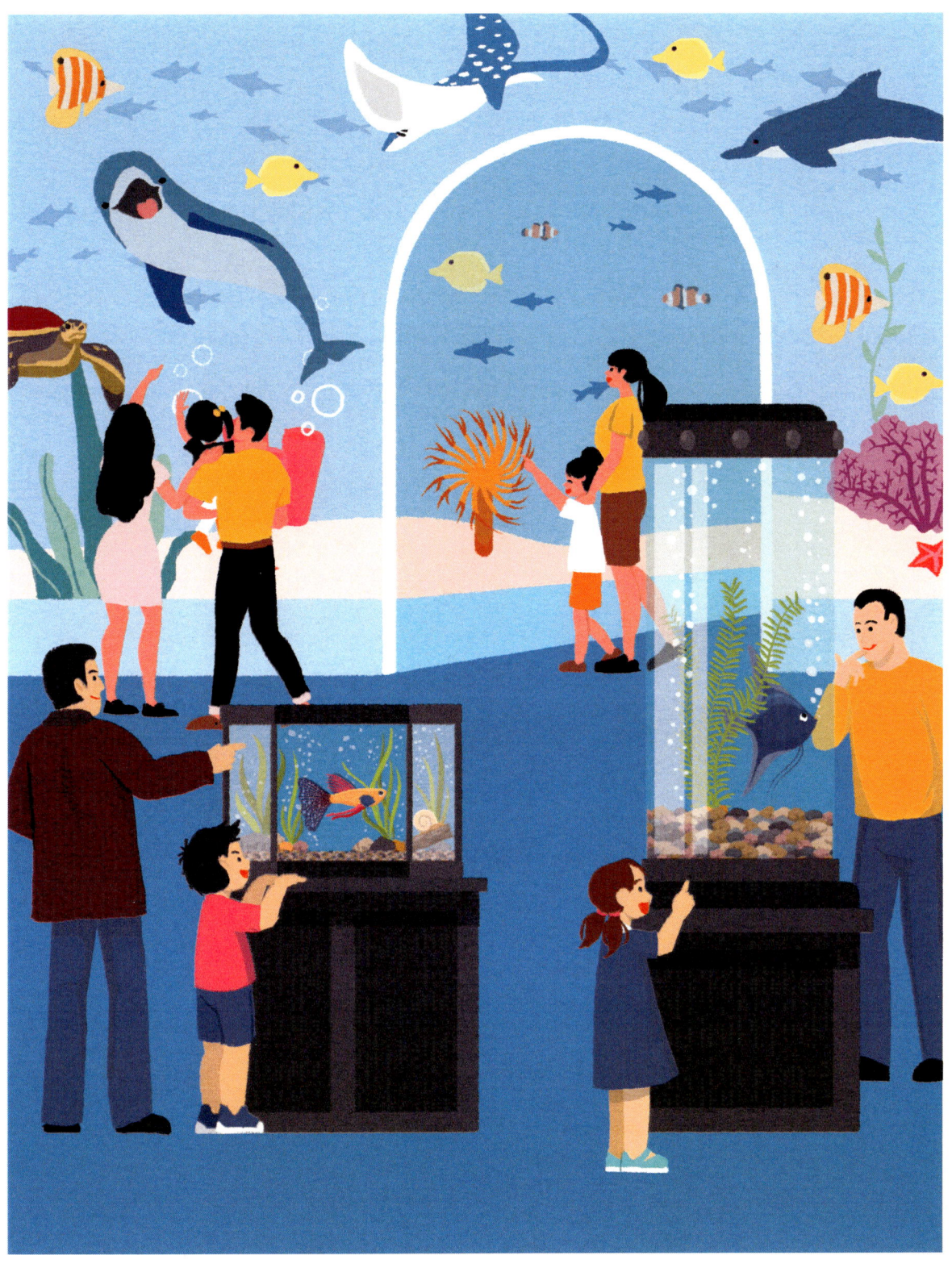

기억력 훈련

수족관 2

앞 장을 잘 기억해 보고, 달라진 부분 5곳을 찾아 동그라미 해보세요.

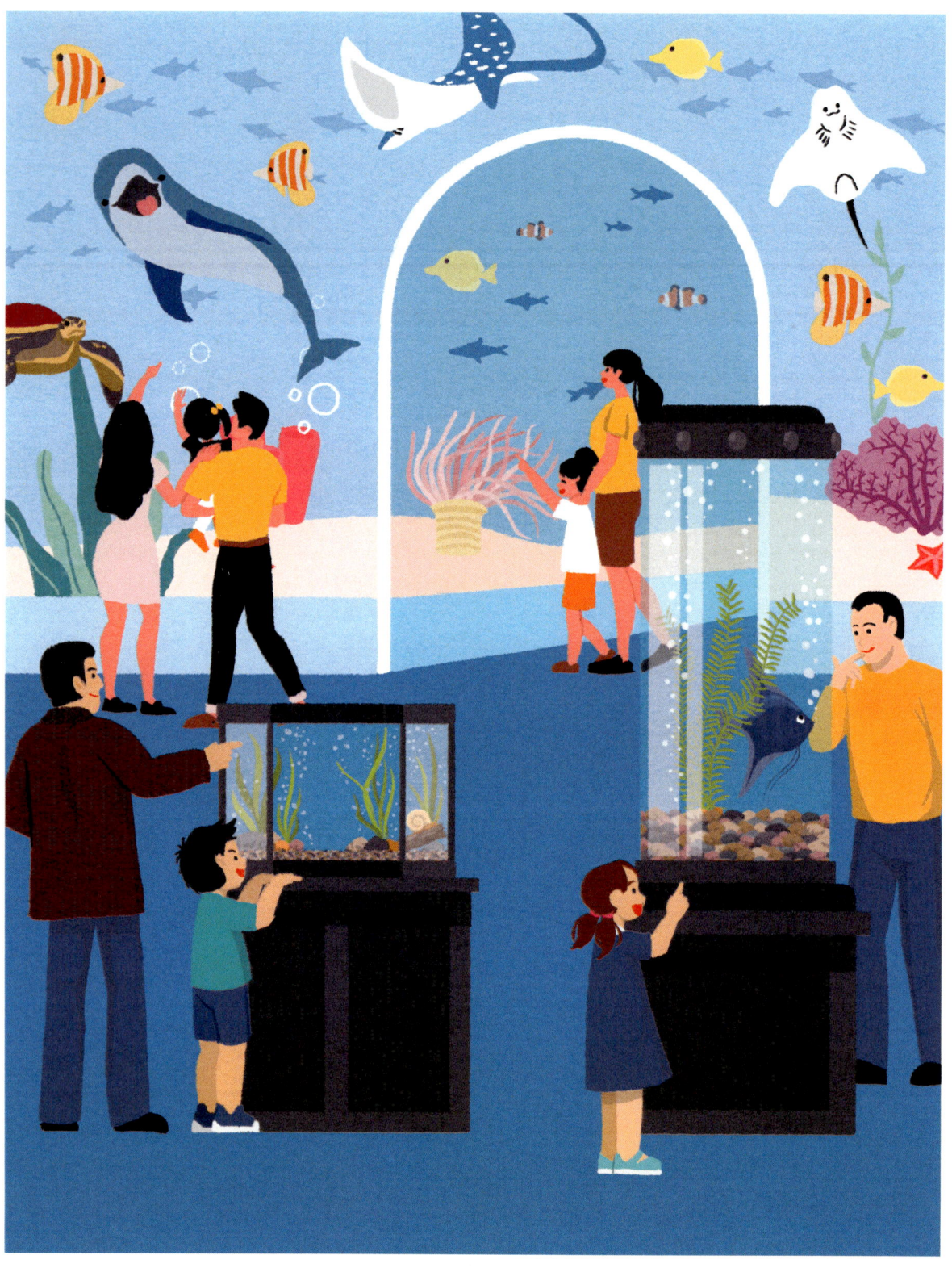

현실감각 훈련   　　　　　　　　　　　　　　　년　월　일　요일

전화번호부 만들기

나만의 전화번호부를 만들어 보세요.

이름	전화번호

가장 최근에 통화한 사람은 누구인가요?

① 가족　　　　　　　　② 친척

③ 친구　　　　　　　　④ 지인

최근에 통화한 사람의 이름을 적고, 통화한 기분이 어땠는지 적어보세요.

속담 초성 퀴즈

속담의 초성을 보고, 어떤 속담인지 맞혀보세요.

ㄱ ㄹ ㅇ ㄸ
마음에 들어도 가질 수 없는 경우를 이르는 속담.

ㅌ ㄲ ㅁ ㅇ ㅌ ㅅ
작고 사소한 것이라도 모으고 모으다 보면 나중엔 큰 것이 된다는 속담.

ㄴ ㅋ ㄱ ㅅ ㅈ
내 사정도 급해, 다른 사람을 신경 쓸 여유가 없다는 뜻의 속담.

이동 수단의 속도

상자 안의 그림을 참고하여, 질문에 답해보세요.

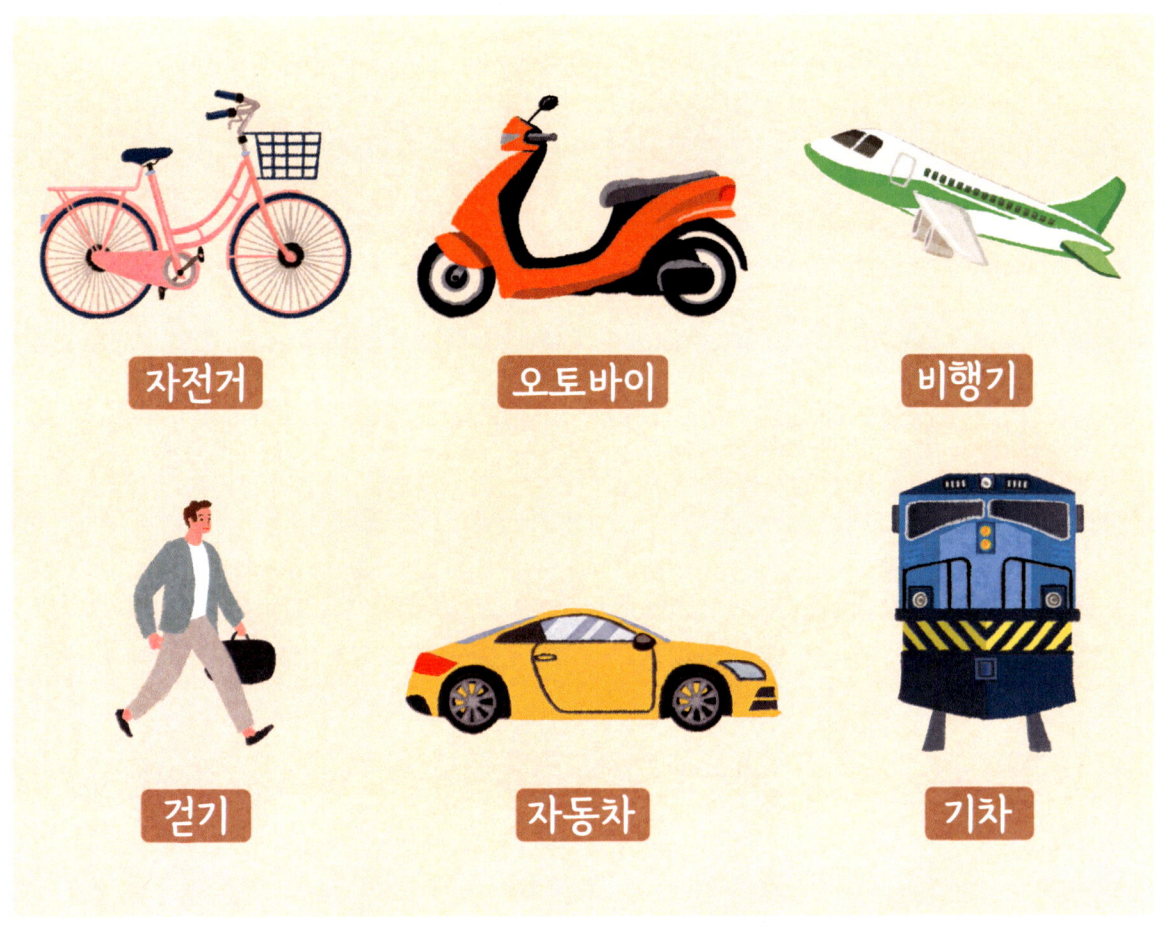

1. 어떤 것이 가장 빠른가요?   정답: _____

2. 어떤 것이 가장 느린가요?   정답: _____

3. 속도가 빠른 것부터 순서대로 적어보세요.

숨은 그림 색칠하기

〈보기〉를 참고하여, 주어진 색깔대로 그림을 색칠해 보세요.

〈보기〉

1 → 하늘색 2 → 초록색 3 → 빨간색 4 → 연두색

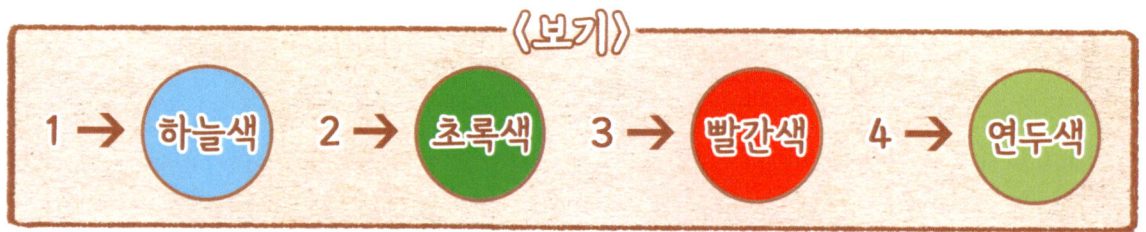

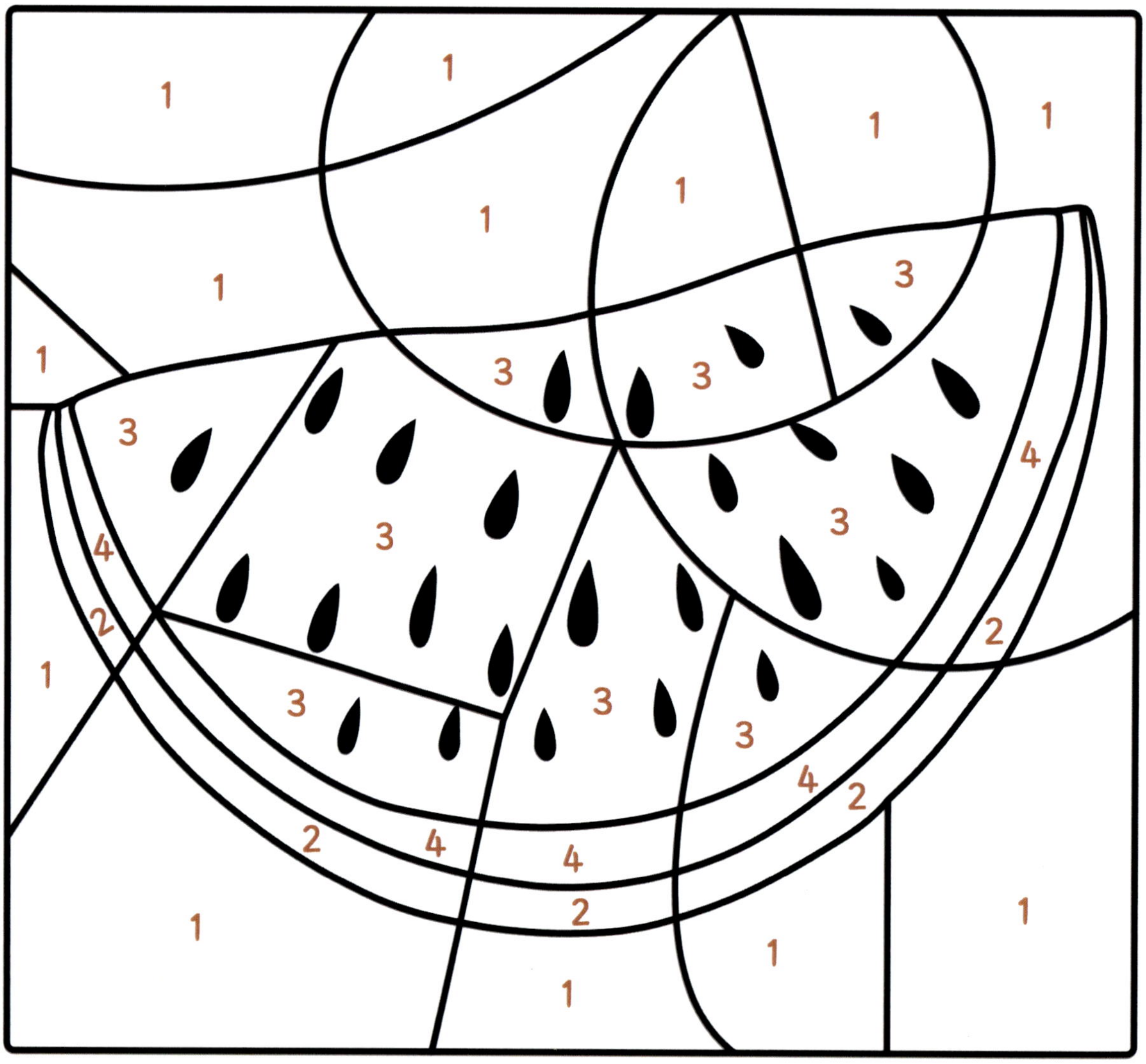

숨어 있는 그림은 무엇인가요? 정답: ____________

집의 위치

힌트를 보고, 누가 어떤 집에 사는지 알아맞혀 보세요.

힌트 1) 김철수 씨는 최혜숙 씨 옆집에 삽니다.

힌트 2) 최혜숙 씨는 홍영자 씨 앞집에 삽니다.

힌트 3) 김철수 씨는 박정훈 씨 앞집에 삽니다.

힌트 4) 홍영자 씨는 빨간색 지붕인 집에 삽니다.

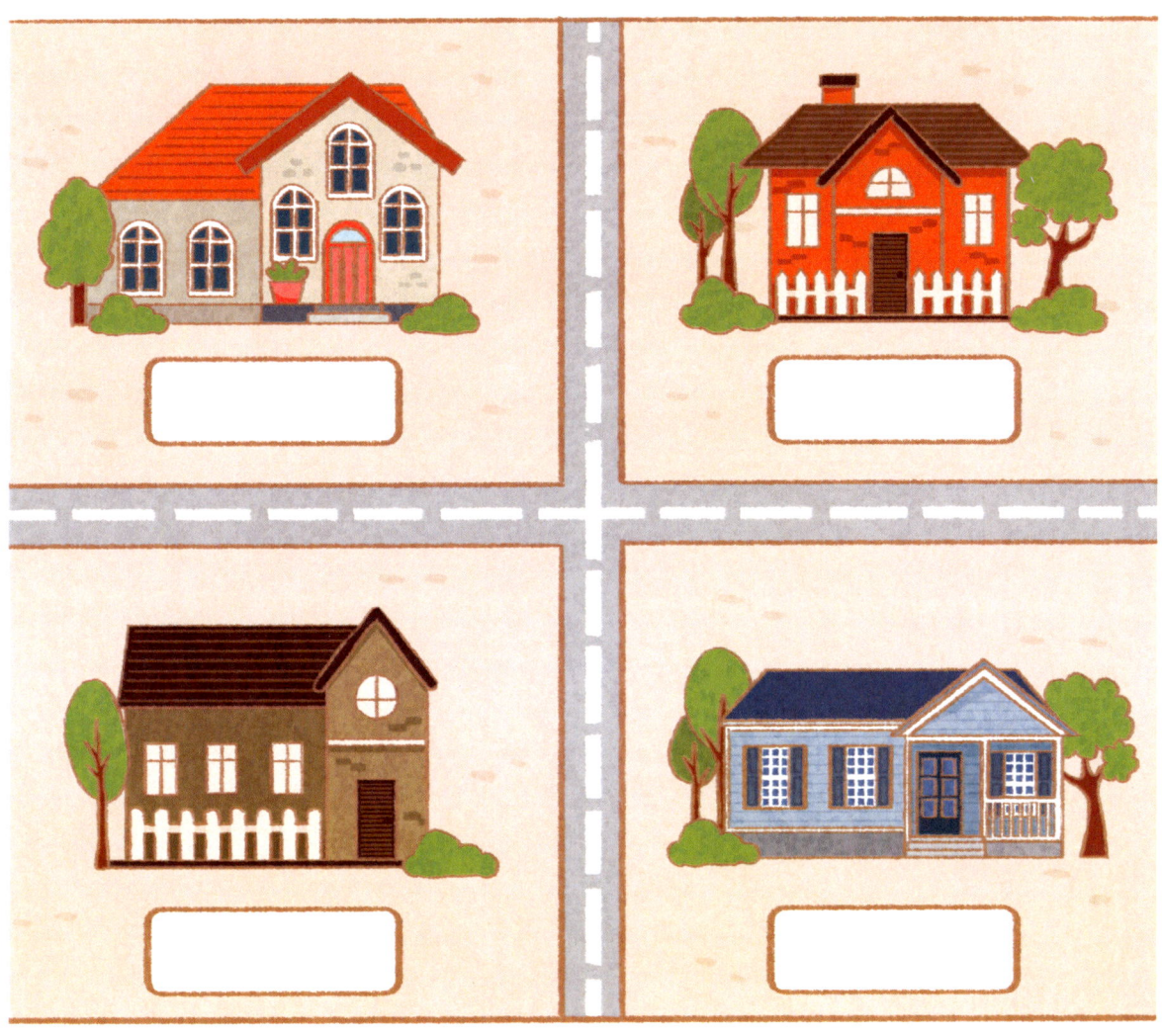

집중력 훈련

숨은 글자 찾기

비어 있는 ♡ 그림이 있는 곳만 색칠하여, 숨어 있는 글자를 찾아보세요.

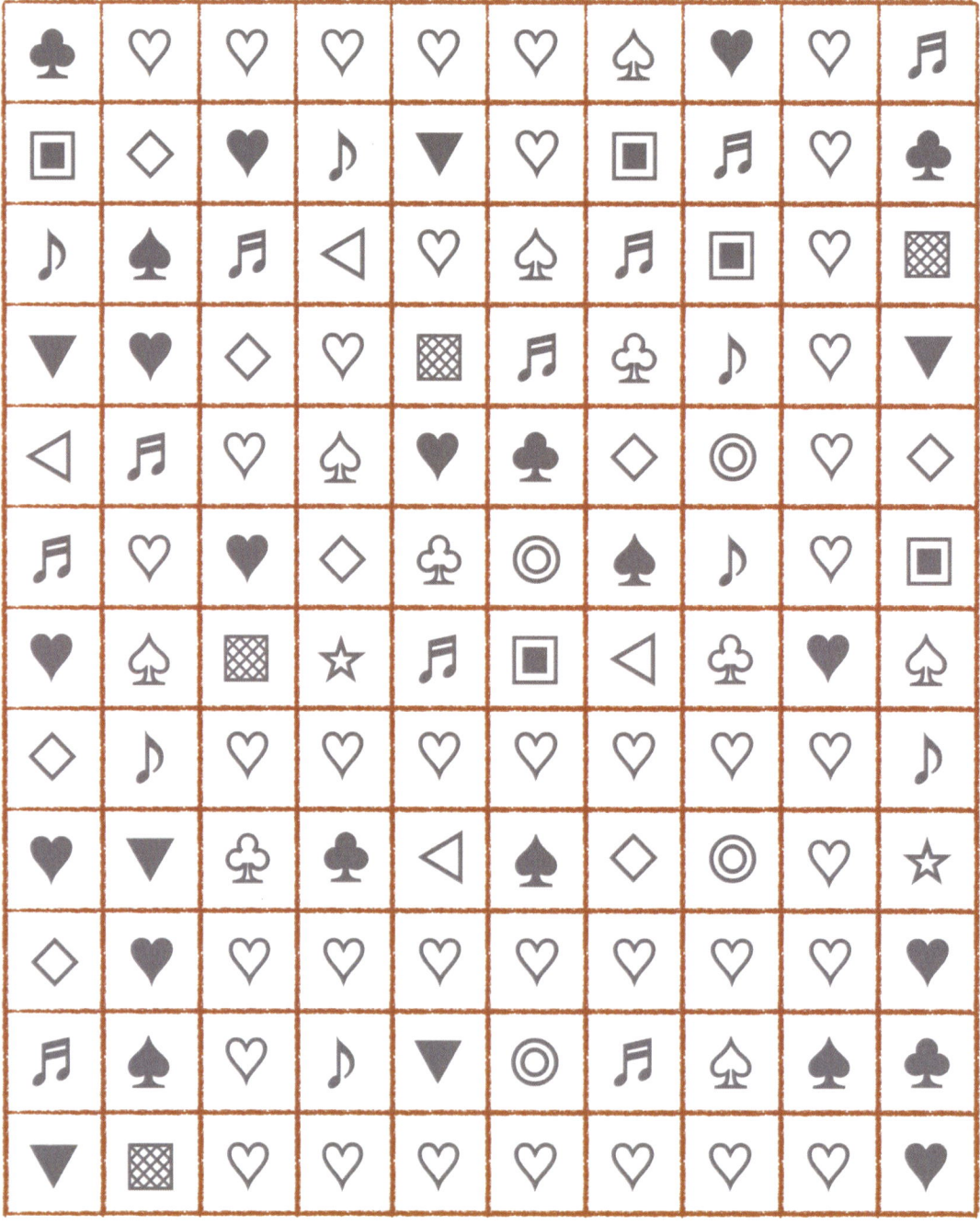

어떤 글자가 숨어 있나요? 정답: _____

문장 완성하기

그림을 보고 올바른 문장이 되도록 알맞은 말에 동그라미 해보세요.

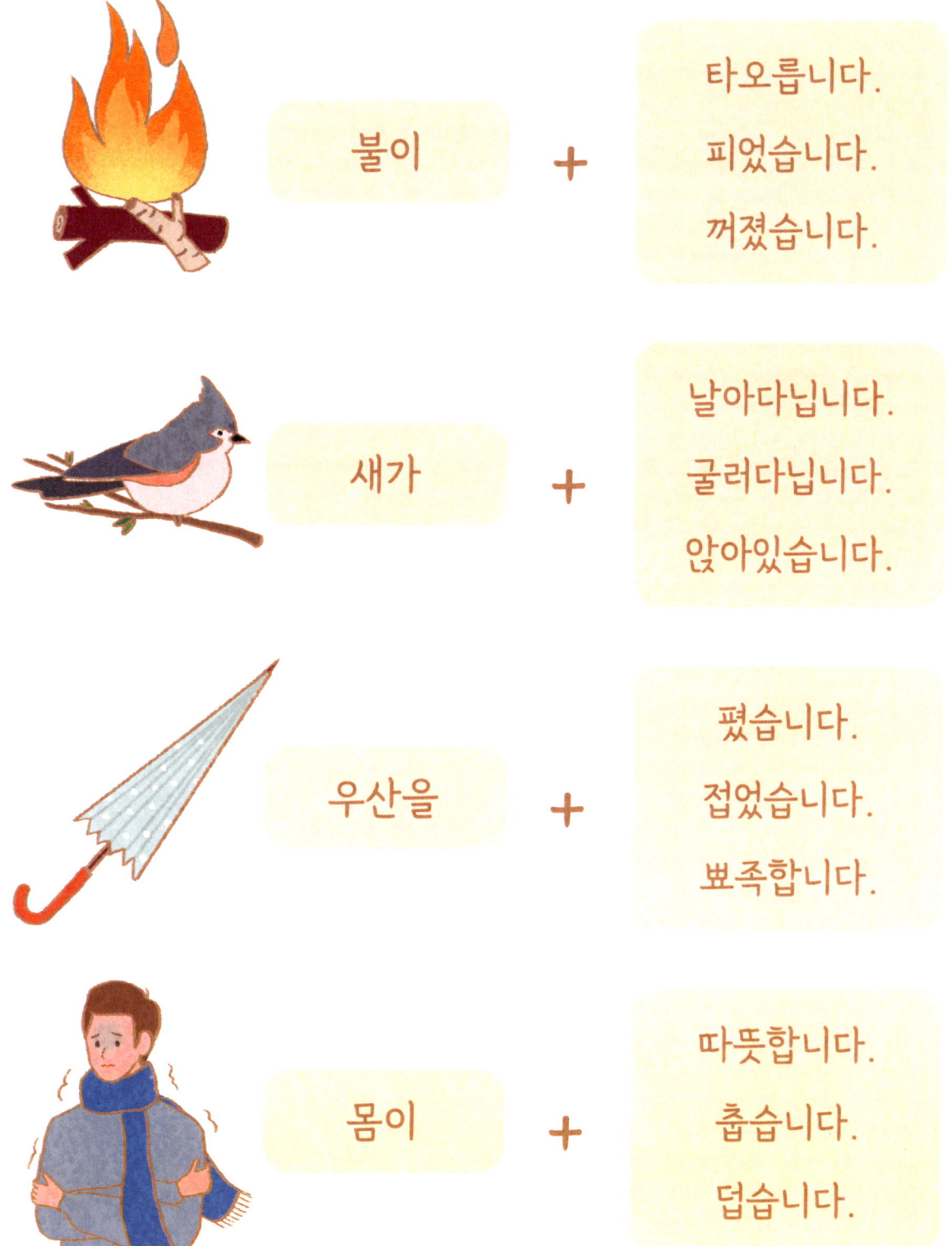

시지각력 훈련

나만의 우표 만들기

기념하고 싶은 것이나 좋아하는 것을 우표 안에 그려
나만의 우표를 만들어 보세요.

예시 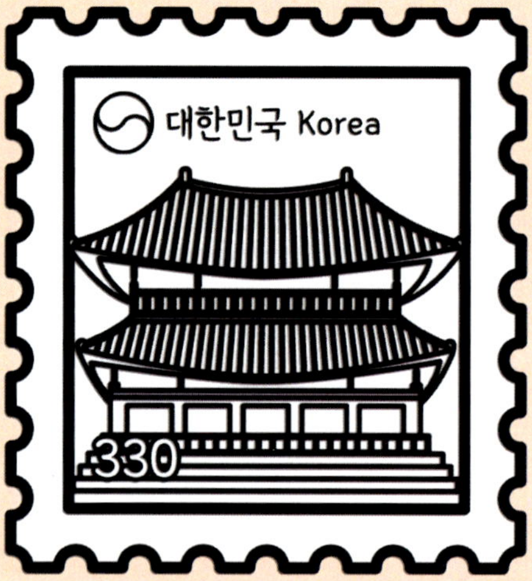
대한민국 Korea
330
원하는 색으로 색칠해 보세요.

어떤 것들을 그렸나요?

계산력 훈련

가위바위보

표 안에 있는 내용을 보고 질문에 답해보세요.

판 \ 사람	김철수	김영희
첫 번째	바위	보
두 번째	가위	바위
세 번째	보	바위
네 번째	가위	보
다섯 번째	바위	가위

첫 번째 판에서 이긴 사람은 누구인가요?   정답: _____

네 번째 판에서 진 사람은 누구인가요?   정답: _____

다섯 판을 모두 합쳤을 때
누가 가위바위보에서 많이 이겼나요?   정답: _____

음식 재료

사진 아래의 빈칸에 알맞은 글자를 써넣어 음식 재료의 이름을 완성하고,
오른쪽 빈칸에 해당 재료가 들어가는 음식 3가지를 적어보세요.

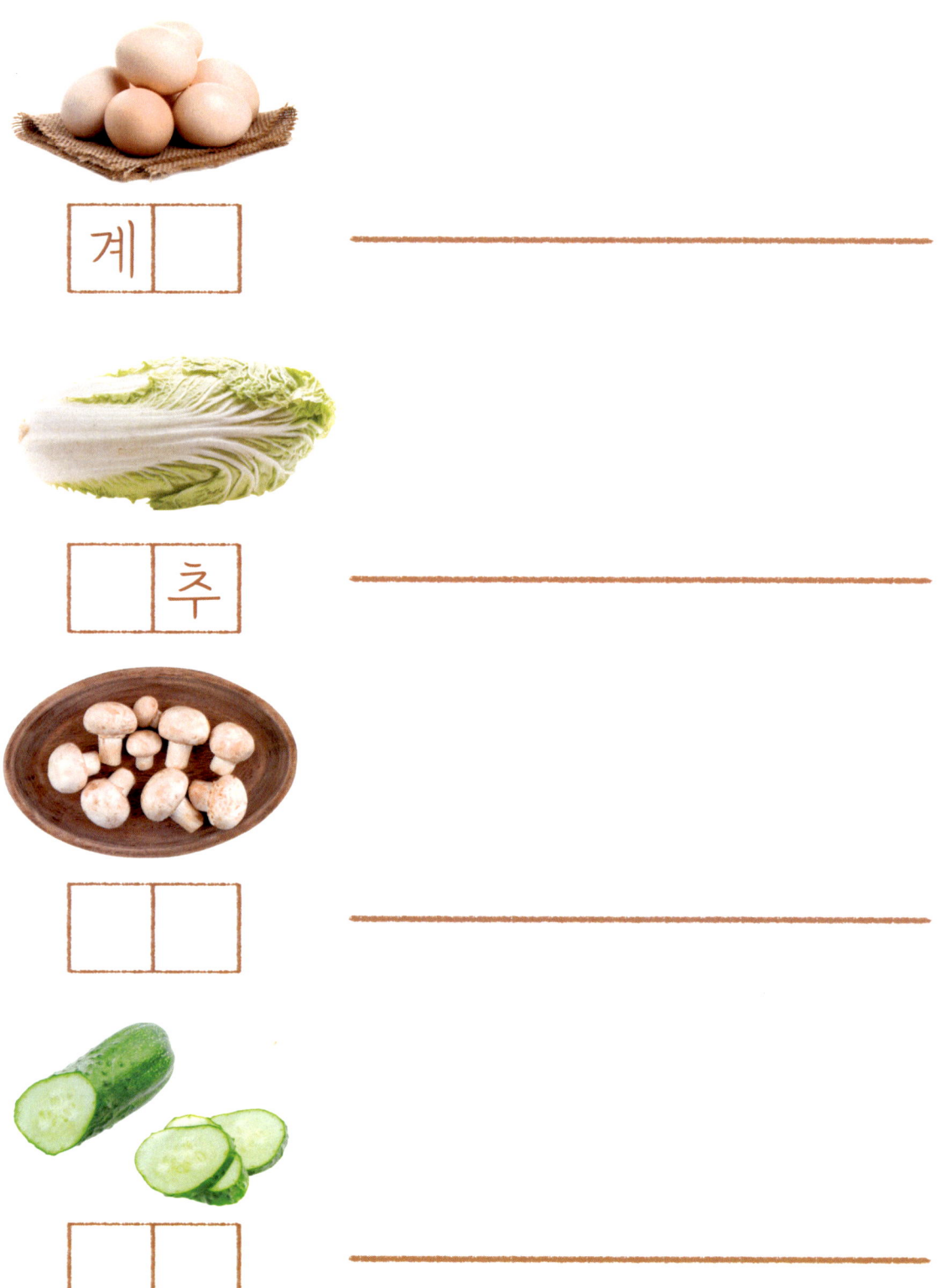

없는 블록 찾기

그림 안에 없는 블록을 찾아 동그라미 해보세요.

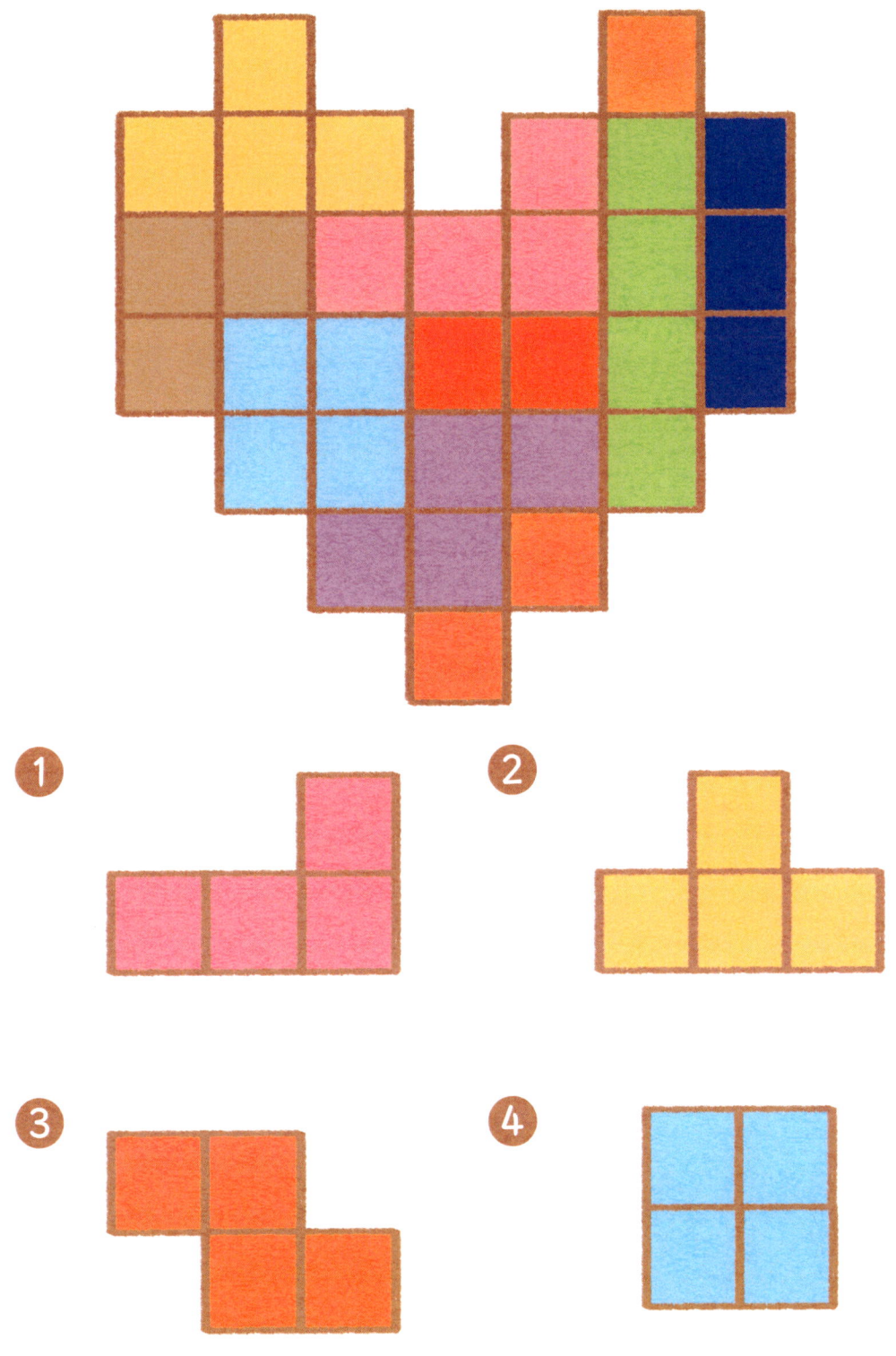

똑같이 그리기

왼쪽 그림을 보고 오른쪽에 똑같이 따라 그려 보세요.

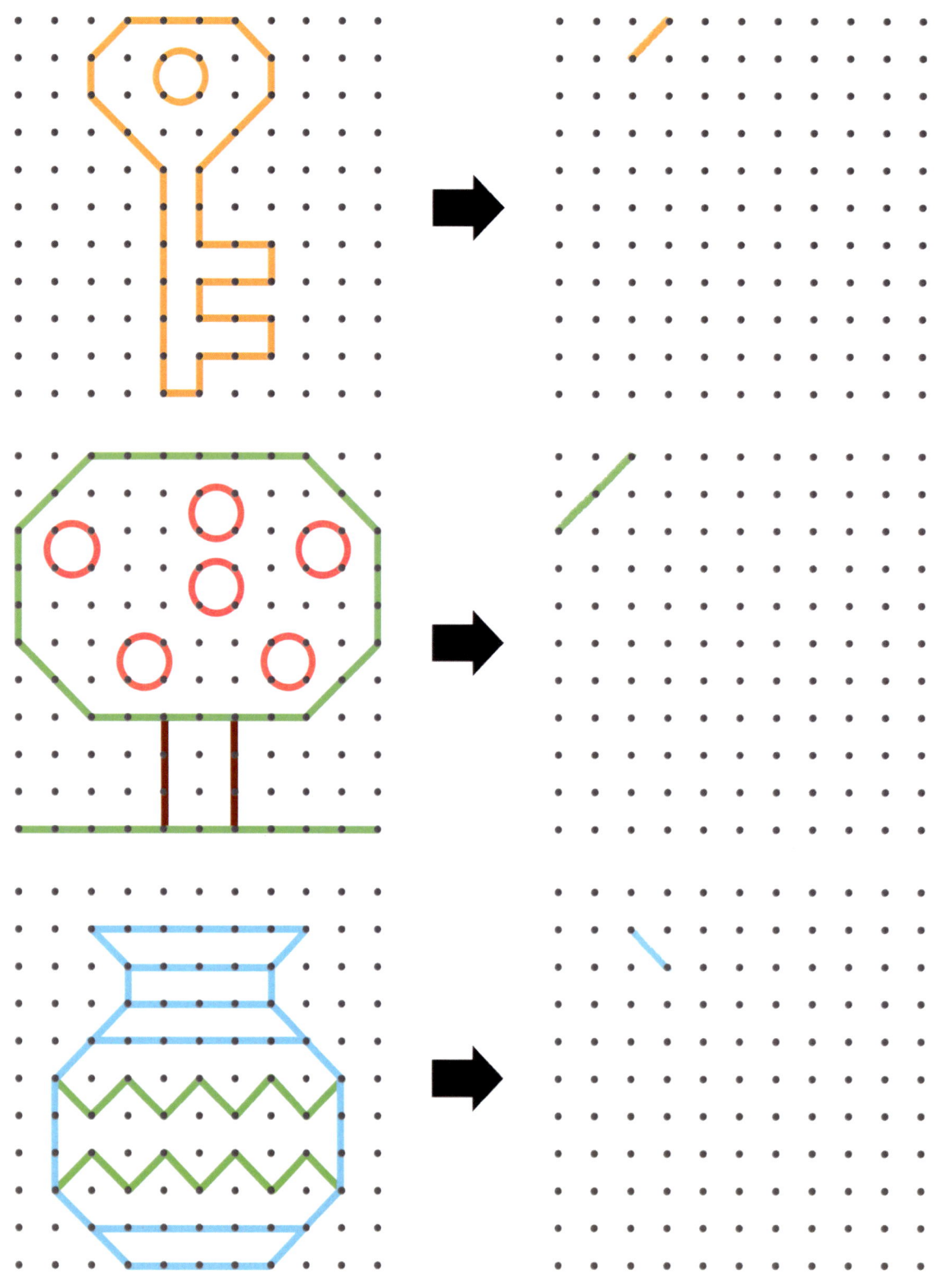

기억력 훈련

거실 모습 기억하기 1

거실의 모습을 잘 기억하고, 다음 장으로 넘어가세요.

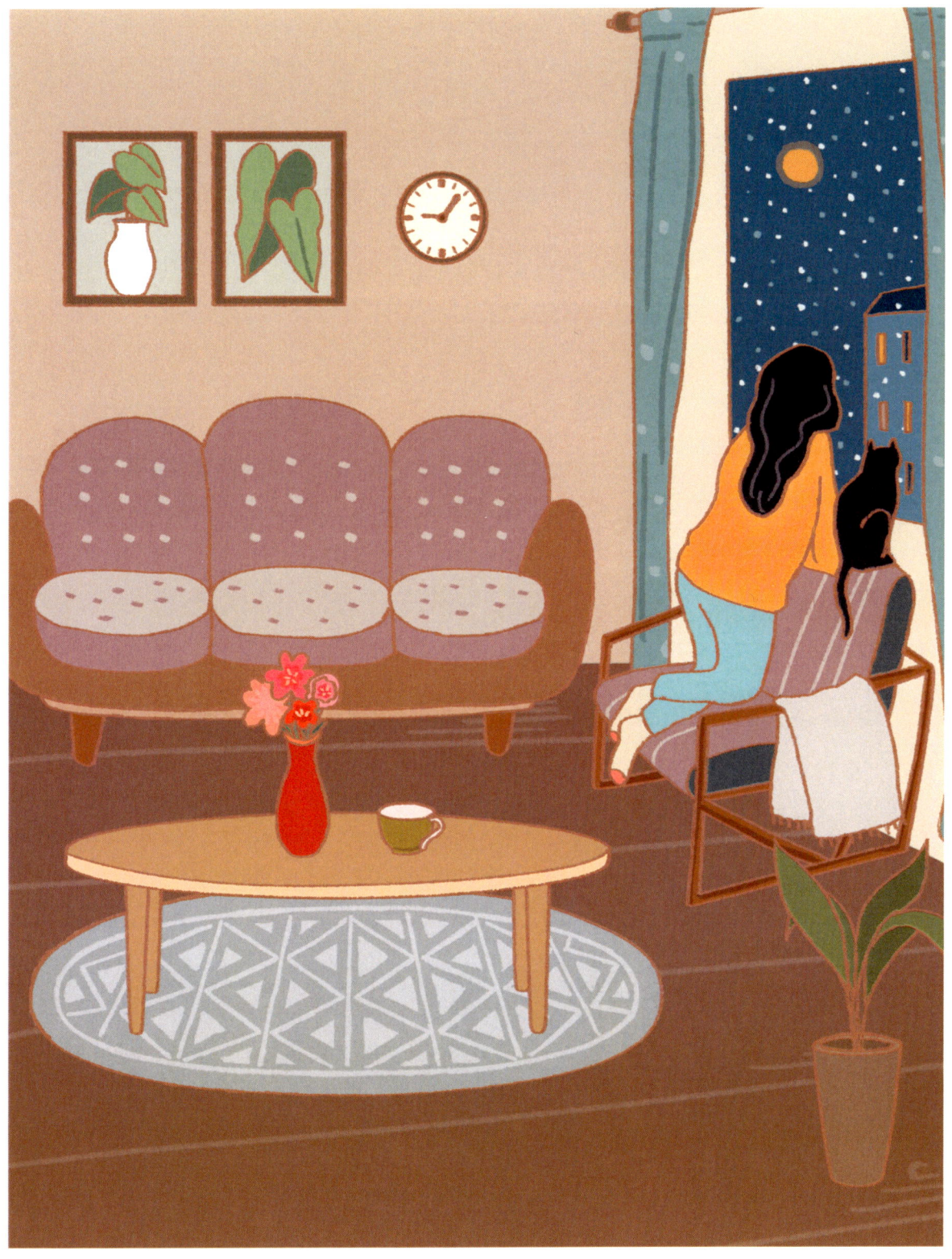

거실 모습 기억하기 2

앞 장을 잘 기억해 보고, 아래 질문에 답해보세요.

1. 바닥에 깔려 있던 카펫은 무엇인가요?

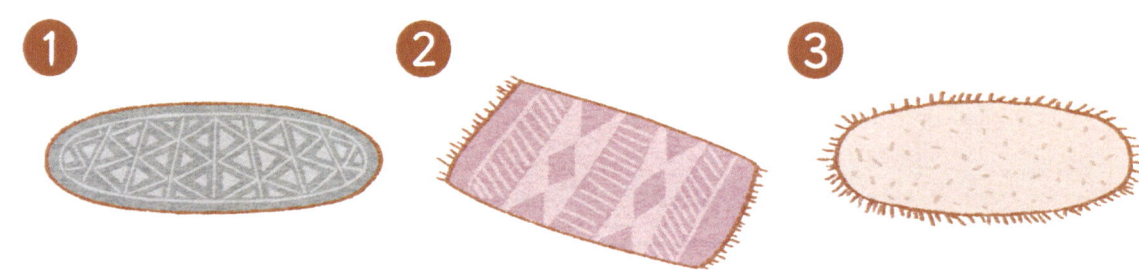

2. 창밖을 보던 사람의 상의 색을 골라보세요.

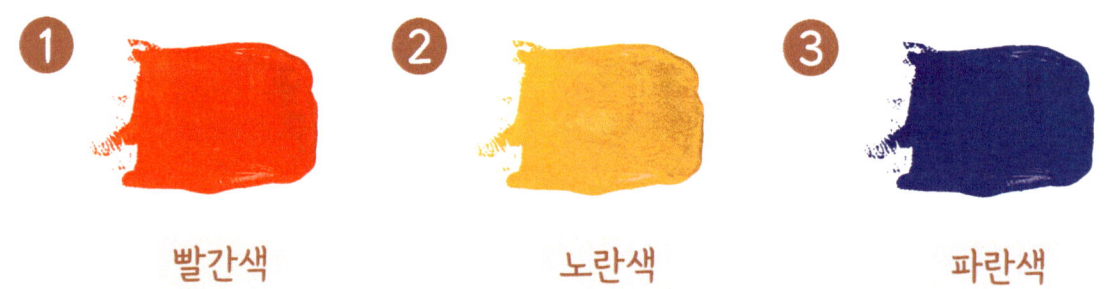

빨간색　　　　　노란색　　　　　파란색

3. 탁자 위에 없었던 물건은 무엇인가요?

4. 벽에 걸리지 않았던 그림은 무엇인가요?

어제 일기

어제의 모습을 떠올리며, 어제의 일기를 적어봐요.

✽ 어제 날씨는 어땠나요?

✽ 어제 기분은 어땠나요? 나의 모습을 그려봐요.

😊 좋았어요.　　😐 보통이었어요.　　😔 우울했어요.

🙂 괜찮았어요.　　😠 화났어요.　　😢 슬펐어요.

✽ 어제는 어떤 음식을 먹었나요?

아침: _____

점심: _____

저녁: _____

간식: _____

가장 맛있었던 음식: _____

✽ 어제 어떤 사람을 만났는지 적어보세요.

_____

✽ 어제 어떤 곳에 갔는지 적어보세요.

_____

✽ 어제 무슨 일을 했는지 적어보세요.

_____

_____

정답

p.3
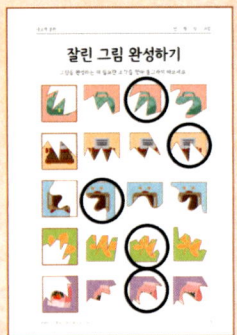

p.5
1. 75,500원
2. 10,000원
3. 66,000원

p.6
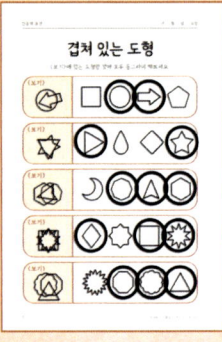

p.8
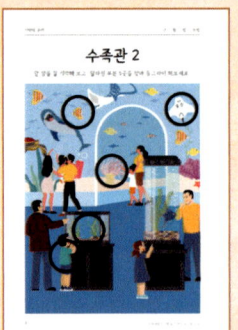

p.10
1. 그림의 떡
2. 티끌 모아 태산
3. 내 코가 석 자

p.11
1. 비행기
2. 걷기
3. 비행기〉기차〉자동차〉오토바이〉자전거〉걷기

p.12
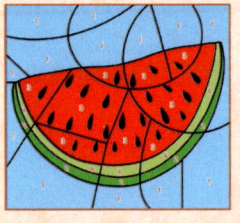

수박

p.13
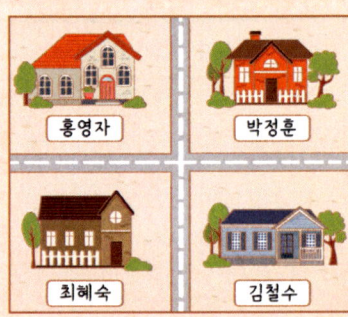

p.14
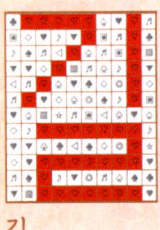

길

p.15
타오릅니다.
앉아있습니다.
접었습니다.
춥습니다.

p.17
1. 김영희
2. 김영희
3. 김철수

p.18
계란: 계란찜, 계란국, 달걀부침 등
배추: 배추겉절이, 배추된장국, 배추전 등
버섯: 버섯전골, 버섯 볶음밥, 버섯전 등
오이: 오이소박이, 오이냉국, 오이무침 등

p.19
3

p.22
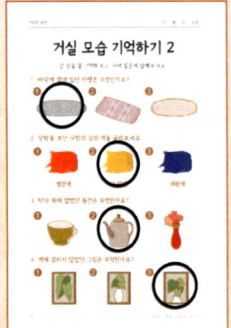